D'UN TRAITEMENT SPÉCIFIQUE

DE

LA DIPHTHÉRIE

PAR LA COMBUSTION D'UN MÉLANGE

D'ESSENCE DE TÉRÉBENTHINE ET DE GOUDRON DE GAZ

OUVRAGES DU MÊME AUTEUR

Traitement des fractures du tiers supérieur de la cuisse, par la position dans l'abduction pour lutter contre la déviation angulaire (1869).

De la maladie dite du quinquina chez les ouvriers préparant le sulfate de quinine. — Roséole quinique. — Propriétés emménagogues et abortives du sulfate de quinine. — Son utilité dans l'accouchement (1871).

Observations de chromidrose (1874).

Relation d'une épidémie de typhus sporadique (1876).

Quelques observations intéressantes relevées dans la clientèle.

De l'ulcération diphthéroïde de la coqueluche. — Sa valeur. Mémoire lu à l'Académie de médecine, le 5 avril 1879.

Recherches sur un traitement parasiticide du phylloxéra (1880).

Dangers de l'emploi de l'alun dans les préparations culinaires. Mémoire lu à l'Académie de médecine, le 26 juillet 1881.

De la dilatation des phimosis diabétiques au moyen de l'éponge préparée. (1881)

De la cystocèle vaginale. — Sa guérison sans opération par l'application simultanée de la sonde de Sims dans la vessie et d'un ballon à air dans le vagin (1881).

Du rôle de la femme dans l'ambulance. Conférence faite à l'Association des Dames françaises (1882).

Notes et rapports sur l'inspection médicale des Écoles (1883).

Le médecin à différentes époques. — De la renaissance de la médecine dans le Blésois (1883).

Etude historique sur les fous, en titre d'office sous la royauté, et en particulier des Blésois, Nago et Triboulet (1883).

D'UN TRAITEMENT SPÉCIFIQUE

DE

LA DIPHTHÉRIE

PAR LA COMBUSTION D'UN MÉLANGE

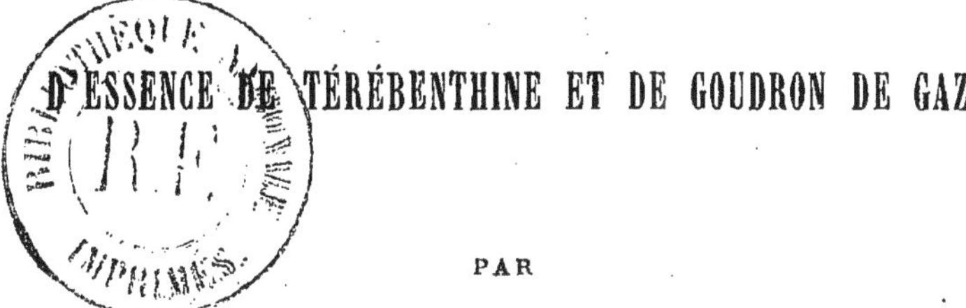

D'ESSENCE DE TÉRÉBENTHINE ET DE GOUDRON DE GAZ

PAR

Le Dr DELTHIL, de Nogent-sur-Marne (Seine).
Lauréat de la Faculté,
Officier d'Académie,
Vice-président de la Société de médecine pratique de Paris,
Membre de la Société d'hygiène professionnelle et de médecine publique,
Médecin inspecteur des Écoles,
Membre de la commission de surveillance du travail
des enfants dans les manufactures.

Mémoire présenté et lu en séance publique à l'**Académie de médecine**,
le 25 Mars 1884.

PARIS
H. LAUWEREYNS, LIBRAIRE-EDITEUR
G. STEINHEIL, SUCCESSEUR
2, RUE CASIMIR-DELAVIGNE, 2
(Avril 1884)

D'UN TRAITEMENT SPÉCIFIQUE DE LA DIPHTHÉRIE

PAR LA COMBUSTION D'UN MÉLANGE

D'ESSENCE DE TÉRÉBENTHINE ET DE GOUDRON DE GAZ (1)

Messieurs,

Encouragé par la bienveillante attention dont vous avez, deux fois déjà, honoré mes communications à l'Académie (2), je viens soumettre à votre prudence éclairée un traitement que je me crois autorisé par les résultats obtenus à vous présenter comme un spécifique de la diphthérie.

Si la nature parasitaire de l'affection diphthéritique est aujourd'hui universellement tenue pour démontrée, nous en sommes encore aux tâtonnements quant au traitement local et général applicable à cette redoutable maladie. Dans le croup, la trachéotomie elle-même n'a donné jusqu'ici, dans la plupart des cas où elle a été employée, que de trop rares

---

(1) Je recommande bien de n'employer que le goudron de gaz, car la combustion de celui de Norvège fait tousser, et je préférerais, en l'absence de goudron de gaz, l'emploi exclusif d'essence de térébenthine. Je recommande avec instance de n'allumer le mélange qu'autant que le récipient d'essence de térébenthine sera déposé dans une autre pièce, et surtout de ne jamais en verser sur le mélange en combustion.

(2) 1° *Mémoire sur l'ulcération diphthéroïde de la coqueluche.*
2° *De l'emploi de l'alun dans les préparations culinaires.*

résultats ; aussi cette opération n'est-elle considérée que comme un moyen palliatif.

Le problème à résoudre reste donc tout entier.

Je me le suis ainsi formulé :

Quel microbicide ou parasiticide pourrait-on employer qui soit doué de propriétés assez dissociantes pour désagréger l'exsudat adhérent aux muqueuses? Comment ensuite faire pénétrer cet agent dans les voies respiratoires et l'introduire sans danger dans l'économie pour empêcher la généralisation de l'empoisonnement diphthéritique?

D'après M. le professeur *Laboulbène*, les fausses membranes renferment : de la fibrine amorphe offrant l'aspect de fibrilles grêles, étroites, parallèles ou entre-croisées, de la *matière grasse* soluble dans la *térébenthine ou l'éther*, des éléments épithéliaux, des mycélines, des bactéries ou microbes, des globules, du pus, etc.

Aussi, considérant les adhérences si résistantes et l'épaisseur des exsudats d'une part et d'autre part l'impossibilité de faire pénétrer directement des liquides dans les voies respiratoires, je ne pouvais songer à m'arrêter à la pensée que le *spécifique* à trouver pût être ni un agent coagulant ni un caustique.

Je pensai à l'introduire avec l'air dans les voies respiratoires, et je dus le chercher uniquement dans les substances volatiles gazeuses ou pulvérulentes très divisibles pouvant atteindre les fausses membranes dans le larynx, la trachée et les bronches, dissocier ces productions, les ramollir, les rendre fluentes et les faire expulser sous forme de *sécrétions catarrhales*

Je me suis adressé aux préparations capables de détruire les organismes inférieurs, ferments de premier ou de second ordre, microbes, etc.; et encore aux plus nuisibles aux fermentations.

Il fallait en outre que ces agents, facilement assimilables et sans danger pour l'organisme, fussent doués d'énergiques propriétés d'excrétion pour éliminer le poison sécrété dans tout ou partie de l'économie. *Les essences balsamiques, l'essence de lavande ou de citron, etc.; les résines, le copahu, le cubèbe, le camphre, le cajeput, les goudrons et surtout la térébenthine* m'ont paru répondre le plus fidèlement à ces desiderata.

J'ai pensé enfin que la *térébenthine* surtout, dont les propriétés sont remarquablement *dissolvantes sur les corps gras*, pourrait peut-être *désaglutiner les fibrilles agglomérées, permettrait leur isolement et par suite leur expulsion, et que son action parasiticide justifierait encore son emploi en arrêtant la prolifération des organismes inférieurs, agents de fabrication de la fausse membrane;* en effet, cette substance est facilement assimilable, c'est un excréteur bien connu, et, comme l'a dit M. le professeur *Bouchardat*, c'est un *parasiticide* dont la vertu n'est plus à démontrer.

Sous quelle forme employer ces médicaments?

Mes essais ont duré plus de huit années.

Je songeai d'abord aux pulvérisations térébenthinées; puis aux badigeonnages directs dans les parties accessibles, à l'introduction dans le larynx de liquides térébenthinés au moyen de la seringue de Pravaz ou d'Anel, enfin à produire une évaporation de carbures en mettant un récipient contenant de l'essence de térébenthine dans un bain-marie porté à 50 ou 60°.

Mais bientôt, modifiant ces idées, voici comment je procédai pendant fort longtemps.

Je faisais placer dans la chambre du malade des plats très larges contenant 1 *kilogramme de goudron de gaz, sur lequel je faisais verser* 7 *à* 8 *cuillerées d'essence de térébenthine et environ* 100 *grammes d'huile de Cajeput.* En outre de ces émanations, je faisais pratiquer toutes les heures *des fumigations avec le mélange pulvérulent ci-après* :

Coaltar et benjoin, parties égales.

Je faisais projeter une forte pincée de cette poudre sur des charbons ardents au milieu de la pièce ; en même temps l'on pratiquait dans les parties accessibles des lavages *au coaltar et à l'eau de chaux.*

J'obtins par là des résultats déjà très satisfaisants, mais qui n'étaient pas suffisamment concluants pour mériter de vous être présentés.

En effet, l'amélioration se produisait souvent, mais dans les cas trop toxiques, ces moyens restaient encore insuffisants.

Le fait qui m'a semblé le plus important à retenir et qui m'a toujours tenu en haleine en me démontrant que j'étais sur une bonne piste, c'est que, dans le croup, sous l'influence de cette médication, *la toux prenait de suite un caractère catarrhal.* Je fus encore frappé par la *diminution notable dans ma clientèle des croups laryngiens nécessitant la trachéotomie.*

Toutefois, cette évaporation de goudron, de térébenthine, etc., ainsi que ces fumigations dégageant, il est vrai, quelques carbures respirables, mais aussi des traces de créosote et d'acroléine impropres à la respiration, ne laissaient pas que d'être désagréables et de produire encore une sorte de suffocation, et je dus, par suite, chercher à modifier mon procédé.

Dernier procédé.

Persuadé que *les carbures* (1) *entraînés par la combustion de la térébenthine et du goudron de gaz peuvent être absorbés sans danger et qu'ils pénètrent dans les voies respiratoires, que le charbon de la combustion y est également entraîné, comme le démontre l'anthrachosis des mineurs, et qu'il doit même y jouer un rôle antiseptique, j'eus l'idée de mettre le feu à mon mélange de goudron et de térébenthine,* et j'ai pu constater, comme vous l'observerez vous-mêmes, messieurs, la fonte rapide des exsu-

---

(1) D'après M. le professeur Berthelot (*Traité de chimie* de M. Jungfleisch), au rouge vif la vapeur de térébenthine produit du charbon, de l'hydrogène, de l'acétylène et divers carbures, entre autres les homologues de la benzine et leurs dérivés.

dats quand le malade est tenu dans *les vapeurs et les poussières concentrées très intenses, produits de cette combustion.*

Rapidement, les fausses membranes deviennent *fluentes*, la période catarrhale s'établit en quelques minutes et, chose particulière, ces fumées qui peuvent être portées à une intensité telle qu'elles obscurcisssent la lumière, *ne font pas tousser.*

Ces carbures entraînent en outre des *produits empyreumatiques* qui imprègnent la bouche, les fosses nasales, le larynx la trachée et les bronches; le malade semble recouvert d'une sorte de vernis goudronneux, et s'il expulse des *fausses membranes, on les voit déjà très ramollies, divisées, enduites de charbon.*

En outre, *la térébenthine* est essentiellement assimilable dans les muqueuses respiratoires, comme le démontre l'odeur qu'elle transmet à l'urine des peintres ; sous l'influence des fumigations, *l'urine de mes malades prend également avec rapidité l'odeur de violette;* elle traverse donc toute l'économie avant d'en être soustraite par le filtre naturel les reins, et elle joue son rôle de parasiticide dans tout l'organisme.

Je ne voudrais pas, Messieurs, retenir trop longtemps votre attention en m'étendant sur des considérations de chimie organique qui ne sont point de ma compétence, *me bornant à constater le fait, sans me croire tenu de l'interpréter* (1) et reprenant donc mon rôle de clinicien, je me bornerai à vous citer un dernier fait qui m'a semblé si concluant que je n'ai point cru devoir tarder plus longtemps à vous communiquer mes recherches et les résultats de ma méthode.

Diphthérie généralisée. — Angine couenneuse. — Croup laryngien. — Croup bronchique ascendant. — Plaie diphthéritique de la main. — Fumigations et trachéotomie. — Guérison.

Le lundi 17 mars, je fus appelé, à dix heures du soir, auprès d'un enfant âgé de 4 ans 1/2.

(1) Le sulfate de quinine, cet agent si précieux, n'est-il pas employé tous les jours, bien que son rôle physiologique soit encore à démontrer.

Je reconnus immédiatement une *diphthérie généralisée* des plus graves, angine couenneuse avec infiltration des ganglions sous-maxillaires, les fausses membranes tapissaient tout le fond de la gorge, et le *croup laryngien* menaçait déjà l'enfant d'asphyxie ; il était cyanosé, le tirage était extrême, l'anesthésie très prononcée, l'agitation excessive ; la voix était éteinte, la toux croupale devenait assez rare et de plus une plaie à la main droite datant d'un mois était recouverte de productions diphthéritique, etc. ; je constatai encore l'albuminurie.

J'étais appelé, comme vous le voyez, dans les conditions les plus désastreuses ; l'enfant était déjà malade depuis le mardi précédent, c'est-à-dire depuis sept jours. La trachéotomie elle-même n'était plus à tenter, vu la généralisation de la diphthérie, car dit M. le Dr *Descroizilles*, médecin de l'hôpital des Enfants-Malades, dans son remarquable traité de pathologie infantile qui vient de paraitre « *La constatation d'une intoxication diphthéritique généralisée doit enlever tout espoir* ».

Le mardi matin, je fis prier mon confrère et ami le Dr Collardot, de Nogent, de vouloir bien m'assister pour l'opération que je fixai pour onze heures.

En attendant, pensant que mes fumigations de térébenthine et de goudron de gaz ne pouvaient qu'être profitables au malade, j'en fis allumer des quantités bien supérieures à celles que j'employais jusqu'ici. En moins d'une heure, une détente extraordinaire s'opéra ; l'enfant recommença à respirer et à expectorer quantité de mucosités filantes contenant des débris de fausses membranes dissociées.

Je suspendis alors la décision de faire la trachéotomie, et je fis continuer les fumigations.

La journée se passe assez bien, la respiration se rétablit, la toux croupale reprend son intensité caractéristique, mais avec son timbre catarrhal plus prononcé : l'enfant peut prendre de la nourriture.

Dans le *poumon droit, cependant, on constate que le mur-*

mure respiratoire est en partie éteint, ce qui indique que les produits diphthéritiques obstruent l'origine de la bronche de ce côté; le côté gauche reste à peu près accessible à l'air. Je pouvais donc craindre un retour offensif, car j'avais encore affaire sans aucun doute à un *croup bronchique ascendant.*

La nuit fut assez bonne; on avait fait six fumigations.

Le mercredi matin, l'enfant est gai, et demande à manger. Dans la journée, six autres fumigations. Jour et nuit, les lavages de la gorge sont pratiqués toutes les heures avec de l'eau de chaux et du coaltar étendu d'eau.

Le jeudi 20, l'enfant est gai, joue sur son lit, prend du jus de viande, du vin, du café, du bouillon, du lait, du tapioca. Je constate toujours la fluence des fausses membranes, le tirage n'existe plus; mais cependant à droite, l'obscurité du murmure respiratoire continue et M. le Dr Toledano, membre de la Société de médecine pratique, constate comme moi l'obstruction des bronches droites.

Les fumigations sont continuées. Malheureusement dans la soirée, vers sept heures, mes craintes de croup bronchique ascendant se confirment; l'enfant devient inquiet, agité, l'œil est brillant, le tirage reprend, la toux devient plus rauque et plus sèche; l'état catarrhal diminue, la nuit est mauvaise, et le vendredi, à cinq heures du matin, je constate que les phénomènes asphyxiques reparaissent avec tout le cortège ordinaire; l'enfant redevient cyanosé, analgésique, aphone; l'agitation et le tirage sont extrêmes, il porte fréquemment la main à la gorge pour chercher à arracher l'obstacle.

Les fumigations ont été continuées; mais il n'est pas douteux pour moi que les bouchons qui se trouvaient à l'origine de la grosse bronche droite envahissent la voisine, et que probablement les vapeurs carburées et empyreumatiques n'arrivent pas en assez grande quantité ni avec assez de puissance pour dissocier ce bouchon.

Comptant que la trachéotomie permettrait l'accès plus direct des vapeurs carburées et des poussières de charbon sur le foyer même, je la proposai à la famille le vendredi matin 14 mars, à

8 heures, c'est-à-dire 11 jours après le début de l'affection et le 4e jour après la première menace d'asphyxie si heureusement résolue ; la famille m'opposa cette fois un refus formel ; mais à 1 heure de l'après-midi, revenant sur sa décision, elle venait me supplier de pratiquer l'opération.

J'avoue que j'hésitai alors, car cinq heures s'étaient encore écoulées depuis que j'avais proposé la trachéotomie, je considérais le cas comme absolument désespéré et je pensais que je ne trouverais plus qu'un canal probablement obstrué de fausses membranes.

Néanmoins, ayant foi dans la puissance dissociante de mes fumigations, assisté de mon confrère, le Dr Collardot, je la pratiquai ; mais, après avoir incisé deux anneaux de la trachée, je constatai qu'il me fallait en couper deux autres pour placer ma canule, tellement l'exsudat était abondant.

La canule placée, le tirage bien qu'un peu diminué persiste quand même, et, dans les cas ordinaires, *c'est la mort à bref délai.*

Je fis alors comme suprême ressource allumer le mélange, mais avec une intensité telle que nous ne pouvions nous distinguer les uns les autres dans la pièce.

En quelques minutes, les fausses membranes se fluidifièrent et là, en présence de huit personnes, sous nos yeux, une expectoration de flocons membraneux et enduits de charbon en partie dissociés se produisit par la canule.

Donc, je suis autorisé à dire que cette trachéotomie eût été certainement inutile sans mes fumigations, puisque l'enfant asphyxiait quand même, la canule placée.

La respiration s'est rétablie entièrement dans le poumon droit par la désobstruction de la bronche, comme l'ont pu constater dimanche 23 mars MM. *Thoinot* et *X...*, internes des hôpitaux, ainsi que mes confrères, les Drs *Collardot* et *Isard*, puis plus tard MM. les Drs *Le Blond* et *Lutaud*, médecins de Saint-Lazare.

Ces messieurs ont pu voir sortir par la canule des fausses membranes noirâtres, enduites de charbon ; ils ont pu remarquer aussi que cette atmosphère restait parfaitement respirable; que l'enfant même recherchait les vapeurs ayant conscience de leurs effets bienfaisants (1).

Enfin, M. le professeur *Verneuil* a bien voulu visiter gracieusement mon petit malade. Après avoir constaté l'état diphthéritique, il a assisté à une séance de fumigation. Frappé des résultats, il m'a vivement engagé à poursuivre mes expériences, et a signalé le fait à MM les Docteurs *Lannelongue*, *Cadet de Gassicourt*, *d'Heilly* et *Triboulet* qui, avec une extrême bienveillance, m'ont ouvert les portes de l'hôpital Sainte-Eugénie.

Il n'est pas survenu de broncho-pneumonie; à peine observe-t-on quelques râles muqueux; le malade respirant bien, je retirai la canule le 6e jour.

Les fumigations ont duré 16 jours : elles ont été pratiquées avec plus ou moins d'intensité suivant la gravité des accidents.

Aujourd'hui 20 avril l'enfant est en pleine convalescence, sort, joue, mange avec appétit, commence à recouvrer la voix; cependant une paralysie diphthéritique de l'épiglotte qui rend difficile l'introduction des boissons persiste encore bien que les aliments solides et épais passent bien.

Un autre accident de convalescence en dehors de cette paralysie, c'est l'apparition d'un urticaire généralisé qui démontre la saturation du sang par l'essence de térébenthine; fait que j'ai déjà observé chez plusieurs malades soumis aux fumigations.

Malade, parents, médecins nous avons donc pu supporter cette atmosphère de carbures et de poussières de charbon sans tousser, sans en être incommodés autrement que par l'enduit

---

(1) Cette action dissociante des fumigations est si remarquable que le père de l'enfant saisissait lui-même le moment précis où elles devenaient nécessaires et il me dit une fois: « j'en sais autant que vous maintenant. » Il est à noter en effet que lorsqu'une suffocation passagère se produit soit avec la canule, soit quand elle est retirée, il suffit de faire une bonne fumigation en dehors des heures déterminées pour faire tomber ces accès de dyspnée.

résineux et les poussières de charbon qui nous transformaient en Ethiopiens.

Les seuls médicaments employés en dehors des préparations nécessaires aux fumigations et aux lavages ont été le sulfate de quinine 4 fois comme tonique et anti-thermique, la poudre d'ipéca 2 fois pour favoriser l'expulsion des produits dissociés.

Je dois dire qu'il faut maintenir la bouche de l'enfant ouverte au moyen d'un bouchon placé entre les dents, pour que les vapeurs pénètrent dans la cavité buccale, pharyngienne et laryngienne pendant les fumigations.

Je noterai un fait curieux et qui démontre bien les propriétés antidiphthéritiques de ces fumigations. L'enfant avait, depuis un mois, une brûlure de la main non guérie ; elle devient diphthéritique ; et l'emploi de ma méthode, au grand étonnement de la mère, en permit rapidement la guérison.

J'ajoute que, moi-même, ayant une blessure d'un centimètre carré, datant de deux heures, à l'index droit, j'ai pu opérer et donner des soins si multiples sans aucun inconvénient.

Comme il s'agit avant tout de favoriser l'action directe des fumigations, il faut bien se garder de mettre de la gaze devant la canule et du taffetas sur la plaie trachéale.

Enfin, l'auto-inoculation du traumatisme opératoire, si redoutable d'après M. le professeur *Verneuil*, voit sa gravité singulièrement atténuée.

Il n'est pas inutile de signaler les propriétés anesthésiques de ces fumigations ; elles provoquent le sommeil chez les enfants en quelques minutes après chaque séance.

Plus tard, je me réserve de vous communiquer les résultats de cette méthode, que j'ai appliquée également, mais avec moins de succès, il est vrai, chez les tuberculeux et les coqueluchards, et je me propose, si l'occasion s'en présente, de l'essayer chez les cholériques. Je ne suis pas éloigné de croire que toute affection ayant pour origine ou cause la présence de micro-organismes dans les tissus de l'économie pourrait être combattue heureusement par le même moyen que je tiens comme parasiticide général et absolu.

CONCLUSIONS

1° *La combustion*, au milieu de la chambre du malade, d'un *mélange de goudron de gaz et de térébenthine, dans les proportions moyennes de 200 grammes de goudron de gaz pour 60 grammes d'essence de térébenthine ou même de térébenthine seule*, renouvelée toutes les deux ou trois heures, suivant la gravité du cas, et espacée ensuite après l'amélioration produite, est une *médication spécifique à employer dans la diphthérie* (1).

2° Ces fumigations sont tout à fait *inoffensives par elles-mêmes; elles sont supportées facilement par le malade et par son entourage, et ne provoquent pas la toux.*

3° Ces fumigations anti-diphthéritiques sont douées de *propriétés dissociantes* au premier chef sur les fausses membranes.

4° *Au début de l'affection, elles enrayent rapidenent la maladie.*

5° *Dans le cas où le médecin sera trop tardivement appelé, elles rendent éminemment pratique l'opération de la trachéotomie* quand celle-ci devient la suprême ressource; elles transforment cette opération, de palliative, expectante et douteuse qu'elle était, dans l'immense majorité des cas, en une opération à but bien déterminé ; *elles en favorisent le succès.*

6° Ces fumigations sont *prophylactiques*, elles protègent les personnes qui soignent les diphthéritiques; par leurs propriétés microbicides ou parasiticides et désinfectantes, *elles éloignent le danger de la contagion* à distance.

7° Elles peuvent donc encore servir *à assainir les écoles, les asiles, les établissements publics et les hôpitaux.*

8° Enfin, ce mode de traitement *se recommande par sa grande simplicité;* il peut être appliqué partout et dès le début

---

(1) Les doses peuvent être sensiblement modifiées en plus ou en moins suivant les indications, et surtout suivant l'étendue de la pièce où se trouve le malade. Je répète encore qu'il ne faut pas se servir de goudron de Norvège.

de l'affection; dans les hôpitaux, il sera facile d'établir des salles de fumigations (1).

Je finirai cette communication en disant que je pense que *l'essence de térébenthine seule en combustion* suffira probablement.

Je fais construire, en ce moment, un *brûleur* qui permettra d'établir sans danger ces combustions dans la chambre des malades et d'en régler l'emploi. Je fais encore d'autres essais de combustion dans un fumigateur, de manière à produire le dégagement des vapeurs dans cette boîte spéciale. On pourra peut-être ainsi, au moyen d'un tube et d'un buccal, envoyer le produit de la combustion au malade seul. J'espère de cette manière supprimer l'inconvénient de faire vivre tous les assistants dans cette atmosphère qui les couvre de suie; toutefois ces expériences ne m'ont pas encore donné de résultats suffisants, car les tubes en caoutchouc sont dissous par les carbures que leur température élevée ne permet pas de faire aspirer de trop près.

J'aurai l'honneur de soumettre sous peu ces différents appareils à l'Académie.

---

(1) Précautions à prendre contre le feu, à cause de l'intensité des flammes : 1° Se servir de deux vases, dont l'un est très large, en cas de rupture du premier contenant le mélange, le placer par terre au milieu de la pièce; 2° éloigner les objets inflammables; 3° on éteint à volonté en jetant un tapis de laine sur le vase; 4° ne pas oublier d'enlever le récipient d'essence de la chambre du malade avant d'allumer et de ne jamais projeter de nouvelle essence de térébenthine sur celle déjà en combustion.

Diphthérie généralisée. — Angine couenneuse. — Croup laryngien. — Vésicatoires diphthéritisés. — Trachéotomie. — Fumigations — Guérison.

Le vendredi 4 avril, comme je corrigeais les épreuves de ce mémoire, mon excellent confrère et ami, le Dr *Le Blond*, appelé en consultation ce même jour par M. le Dr *C...*, médecin traitant chez M. M. *D. négociant*, 11, boulevard Bonne-Nouvelle, dont l'enfant était atteint de diphthérie généralisée, eut l'attention de m'inviter à venir expérimenter ma méthode dont il avait constaté, ainsi qu'on la vu plus haut, le résultat obtenu à Nogent.

Le malade est un enfant de trois ans, assez chétif d'apparence ; le début de l'affection remonte à huit jours : *angine couenneuse avec infiltration des ganglions sous-maxillaires et empâtement volumineux du tissu cellulaire de cette région, croup laryngien* ; malheureusement par suite d'applications depuis quatre jours déjà de *deux larges vésicatoires, l'enfant a le dos et la poitrine recouverts de nombreuses plaques diphthéritiques* de forme serpigineuse ; de plus, je dois signaler des applications de glace faites pendant trente heures autour du cou, et enfin une diarrhée colliquative comme manifestation de l'état général.

Toutes les variétés imaginables de médications avaient encore été essayées, voire même les pilules électriques.

La période asphyxique est établie ; le tirage est considérable, l'enfant est aphone, agité, cyanosé ; la toux est incessante, avec un bruit métallique (véritable bruit de trompette, etc.).

La terminaison fatale paraît imminente ; ne pensant plus avoir le temps d'attendre l'effet des fumigations qui venaient d'être commencées, nous décidâmes d'un commun accord la trachéotomie. Nous la pratiquâmes à six heures, et aussitôt la trachée ouverte, l'enfant expulsa sous nos yeux, par la canule, des

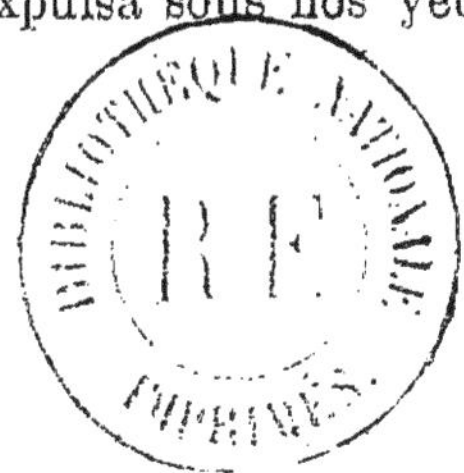

fausses membranes déjà dissociées et ramollies, enduites de charbon. La respiration s'est immédiatement rétablie; j'ai ordonné des fumigations toutes les deux heures avec l'essence de térébenthine et le goudron de gaz.

Dès le lendemain l'urticaire signalé dans mon mémoire est apparu, la prolifération des fausses membranes est arrêtée; les vésicatoires sèchent avec rapidité, leurs manifestations diphthéritiques disparaissent à vue d'œil, sans aucun lavage ni pansement autre que le soin de mettre à nu la poitrine et le dos de l'enfant pendant les fumigations.

Le dimanche, assez bonne journée.

Le lundi à midi, nous enlevons la canule pendant quelques heures.

Mardi. Le malade a passé une bonne nuit; il est gai et joue. Quelques hémorrhagies peu abondantes, il est vrai, se produisent par la trachée et démontrent la nécessité de retirer fréquemment la canule et de l'enlever définitivement le plus tôt possible.

Le mercredi apparaît un érythème érysipélateux de la région trachéale qui, sous l'influence de pulvérisations phéniquées, disparaît en 20 heures.

L'enfant passe la nuit du jeudi au vendredi sans canule, mais la respiration est encore très gênée et il faut très fréquemment au moyen d'un petit pinceau (blaireau) désobstruer la fistule trachéale en introduisant cet instrument légèrement imbibé d'eau de chaux jusque dans la trachée. La plaie extérieure est tenue extrêmement propre au moyen de lavages faits avec une éponge trempée dans l'eau de chaux, et l'on enlève avec soin les dépôts au fur et à mesure qu'ils s'y forment.

Enfin la canule remise en place le vendredi, puis, à plusieurs fois, retirée et replacée de nouveau, fut définitivement enlevée le samedi à cinq heures du matin.

Depuis lors, la convalescence marche régulièrement; l'enfant reprend sa gaieté et mange ; la fièvre tombe; une expectoration très visqueuse et abondante se fait par la plaie trachéale et par la bouche ; comme chez mon autre petit malade, la paralysie diphthéritique de l'épiglotte se manifeste et rend difficile l'introduction des boissons ; aussi ce phénomène provoque-t-il de véritables colères chez l'enfant, chaque fois qu'il veut prendre de la bière, unique boisson qu'il accepte.

MM. les Drs *Lutaud* et *Fissiaux* ont bien voulu me faire l'amitié de visiter mon petit malade.

Aujourd'hui, 20 avril, l'enfant peut être considéré comme absolument hors de danger. La plaie trachéale est rose et vermeille et se ferme à vue d'œil. L'enfant demande à se lever.

Je note ici un fait intéressant qui démontre les propriétés prophylactiques de ma méthode : le père de l'enfant qui a procédé aux fumigations est lui-même atteint d'urticaire généralisé et quelques jours après la mère accusait à son tour le même phénomène. Pas une des personnes ayant approché le malade n'a été contagionnée et la pièce voisine ouvrant sur la chambre du malade est un atelier où de nombreuses ouvrières n'ont cessé de travailler.

L'enfant n'a pris pour tout médicament que cinq fois du sulfate de quinine.

Les plaques diphthéritiques de la gorge ainsi que la plaie trachéale ont été simplement lavées à l'eau de chaux. L'érythème érysipélateux a été traité comme je l'ai dit par les pulvérisations phéniquées. Quant aux larges plaies diphthéritiques des vésicatoires, on s'est contenté, je le répète, de mettre ces régions à nu pendant les fumigations.

Ainsi que je l'avais déjà constaté chez mon petit malade de Nogent, l'exsudat dissocié et les fausses membranes ramollies, il sort par la canule un enduit qui n'est plus un corps gras car il n'est plus soluble dans l'essence de térébenthine ; on dirait plutôt d'une sorte de *vernis*, de mastic. Cet enduit peut obstruer la canule ; il est bien difficile à enlever, et il faut pour nettoyer cet instrument le tremper dans l'huile d'abord, puis dans l'eau bouillante.

Il est prudent de faire une fumigation avant de replacer la canule qui, suivant la règle, doit être changée toutes les vingt-quatre heures, j'ai pu constater, en effet, que les fumées descendant par la canule, il semble que le dernier foyer diphthéritique se cantonne dans l'espace, peu accessible aux vapeurs, qui sépare la trachée de la paroi de la canule.

Ce cas de diphthérie est des plus complets que l'on puisse rencontrer. La généralisation des manifestations diphthéritiques sur les vésicatoires suffit pour le démontrer ; mais encore l'application de la glace pendant trente heures sur la région laryngo-trachéale n'a point été non plus sans produire une influence pernicieuse ; en effet, nous avons pu constater l'atonie de cette région, et la chute d'eschares autour de la canule, résultat probable de la mortification des tissus par la congélation.

Il n'est point survenu de broncho-pneumonie.

Les fumigations auront duré quinze jours.

J'ai cru que cette nouvelle observation méritait par son intérêt de faire différer l'impression de ce mémoire; *non pas que je veuille faire de la trachéotomie autre chose qu'une ressource extrême*, car je le répète, appliqué à temps, *le procédé des fumigations supprimera la menace de trachéotomie ;* mais dans les cas trop anciens et désespérés et dans ceux mêmes où cette opération n'aurait jamais donné de résultat comme dans les deux cas cités, elle permettra aux fumigations d'agir plus près du foyer, plus vite, et elle sauvera le malade *in extremis*.

Je puis ajouter que je viens encore de soigner trois diphthéritiques chez qui l'affection prise au début a été enrayée en trois jours par les fumigations seules.

Ces cinq enfants aujourd'hui guéris sont les seuls auprès desquels j'ai été appelé depuis la découverte de mon dernier procédé.

Paris. — Typographie A. Parent, A. Davy, successeur,
52, rue Madame et rue M.-le-Prince, 14.

A LA MÊME LIBRAIRIE

Revue mensuelle des maladies de l'enfance (hygiène, médecine, chirurgie, orthopédie), publiée sous la direction de MM. les Drs CADET DE GASSICOURT, médecin de l'hôpital Trousseau, et DE SAINT-GERMAIN, chirurgien de l'hôpital des Enfants-Malades. — Secrétaire de la rédaction : M. le Dr Pierre-J. MERCIER, médecin consultant à Bourbonne-les-Bains.

La Revue, dont la première livraison est parue le 1er janvier 1883, forme chaque mois un fascicule de 48 pages.

Prix de l'abonnement : 12 fr. pour Paris et les départements.
— 14 fr. pour les pays faisant partie de l'*Union postale*.

Annales de Gynécologie (*Maladies des femmes. Accouchements*), publiées sous la direction de MM. les Drs PAJOT, professeur d'accouchements à la Faculté de Paris; COURTY, professeur de clinique chirurgicale à la Faculté de Montpellier; T. GALLARD, médecin de l'hôpital de la Pitié. — Rédacteurs en chef MM. les Drs A. LEBLOND, médecin de Saint-Lazare, et A. PINARD, professeur agrégé à la Faculté de Paris.

Les *Annales de Gynécologie* commencées le 15 janvier 1874, paraissent le 15 de chaque mois par fascicules de 80 pages, et forment chaque année 2 vol. in-8 de 480 pages. Des figures sont intercalées dans le texte.

Prix de l'abonnement : 18 fr. pour Paris.
— 20 fr. pour les départements.
— Pour l'étranger le port en sus.
— Prix du numéro : 2 fr.

Traité théorique et pratique de l'art des accouchements, par M. le Dr CAZEAUX. 10e édition, revue et annoté par S. TARNIER. 1 vol. gr. in-8, broché. Prix. 16 fr.

Trousse gynécologique, par M. le Dr COURTY, professeur à la Faculté de médecine de Montpellier, 1 vol. in-8, avec 64 figures. Prix. 2 fr.

Traité des maladies des femmes, par M. le Dr GAILLARD-THOMAS. 1 vol. in-8, avec 301 gravures sur bois intercalées dans le texte. Ouvrage traduit de l'anglais sur la 10e édition, par le Dr LUTAUD. Prix. 16 fr.

Manuel des accouchements, par M. le Dr GIRARD, chirurgien de l'hôpital de Draguignan, professeur à la Maternité. 1 vol. in-8, avec figures. Prix. 6 fr.

Traité élémentaire de chirurgie gynécologique, par M. le Dr LEBLOND, médecin de Saint-Lazare. 1 vol. in-8, avec 281 figures intercalées dans le texte. Prix. 10 fr.

Travaux d'obstétrique et de gynécologie, par M. le Dr PAJOT, professeur d'accouchements à la Faculté de médecine de Paris, précédés d'éléments de pratique obstétricale. 1 vol. in-8. Prix. 12 fr.

Traité du palper abdominal, au point de vue obstétrical et de la version par manœuvres externes, par M. le Dr PINARD, professeur agrégé à la Faculté de médecine de Paris. 1 vol. in-8 avec 27 gravures, et précédé d'une préface de M. le professeur PAJOT. Prix. 6 fr.

Paris. — A. PARENT, imprimeur de la Faculté de médecine, A. DAVY, successeur, 52, rue Madame et rue Monsieur-le-Prince, 14.

www.ingramcontent.com/pod-product-compliance
Ingram Content Group UK Ltd.
Pitfield, Milton Keynes, MK11 3LW, UK
UKHW020455220726
13923UKWH00006B/2552